AF321344

L'HYDROTHÉRAPIE

A

DIVONNE-LES-BAINS

PAR

Le Dr Fernand BOTTEY

Ancien interne des Hôpitaux de Paris et de la Salpétrière
Membre de la Société d'hydrologie médicale
Membre de la Société médico-pratique
Membre correspondant de la Société anatomique
Médecin de l'Etablissement hydrothérapique de Divonne

PARIS

IMPRIMERIE DE LA FACULTÉ DE MÉDECINE

A. DAVY, Successeur de A. Parent

52, RUE MADAME ET RUE CORNEILLE, 3

1886

L'HYDROTHÉRAPIE

A

DIVONNE-LES-BAINS

TRAVAUX DU Dr FERNAND BOTTEY

Etudes médicales sur l'Hydrothérapie. Paris, 1886. O. Berthier, éditeur.

Le « Magnétisme animal ». Etude critique et expérimentale sur l'hypnotisme ou sommeil nerveux, provoqué chez les sujets sains (léthargie, catalepsie, somnambulisme, suggestions, etc.). In-18 de 300 p. Paris, 1884. Plon et Nourrit, éditeurs.

Considérations sur une variété nouvelle de luxation de l'épaule (Luxation en arrière et en bas ou rétro-axillaire). Paris, 1884.

La Sorcellerie dans le Béarn. *Progrès médical*, 1882.

Du traitement des chancres simples et des bubons chancreux, par l'emploi de l'acide pyrogallique. *Annales de dermatologie*, 1883.

Considérations sur un cas d'obstruction intestinale, datant de dix-huit jours, levée par l'électricité faradique. *Progrès médical*, 1884.

Note sur la sialorrhée d'origine nerveuse. *Bulletin de la Société de biologie*, 1884.

Note sur les suggestions provoquées à l'état de veille chez les sujets hypnotisables. *Bulletin de la Société de biologie*, 1884.

Communications diverses à la Société anatomique : Abcès alvéolaire du foie, 1881. — Luxation des vertèbres cervicales par flexion forcée de la tête, 1882. — Luxation de la 5e vertèbre sur la 6e par extension exagérée de la tête, 1882. — Tumeur stéatomateuse à coque calcifiée du ventricule gauche du cœur, 1884. — Lithiase rénale phosphatique d'origine myélopathique, 1884.

L'HYDROTHÉRAPIE

A

DIVONNE-LES-BAINS

PAR

Le Dr Fernand BOTTEY

Ancien interne des Hôpitaux de Paris et de la Salpêtrière
Membre de la Société d'hydrologie médicale
Membre de la Société médico-pratique
Membre correspondant de la Société anatomique
Médecin de l'Etablissement hydrothérapique de Divonne

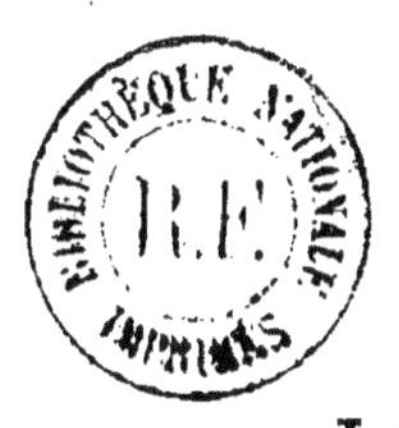

PARIS

IMPRIMERIE DE LA FACULTÉ DE MÉDECINE

A. DAVY, Successeur de A. Parent

52, RUE MADAME ET RUE CORNEILLE, 3

—

1886

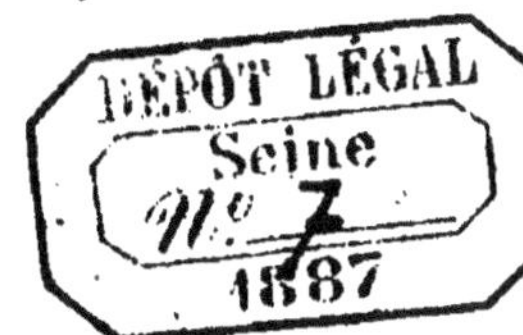

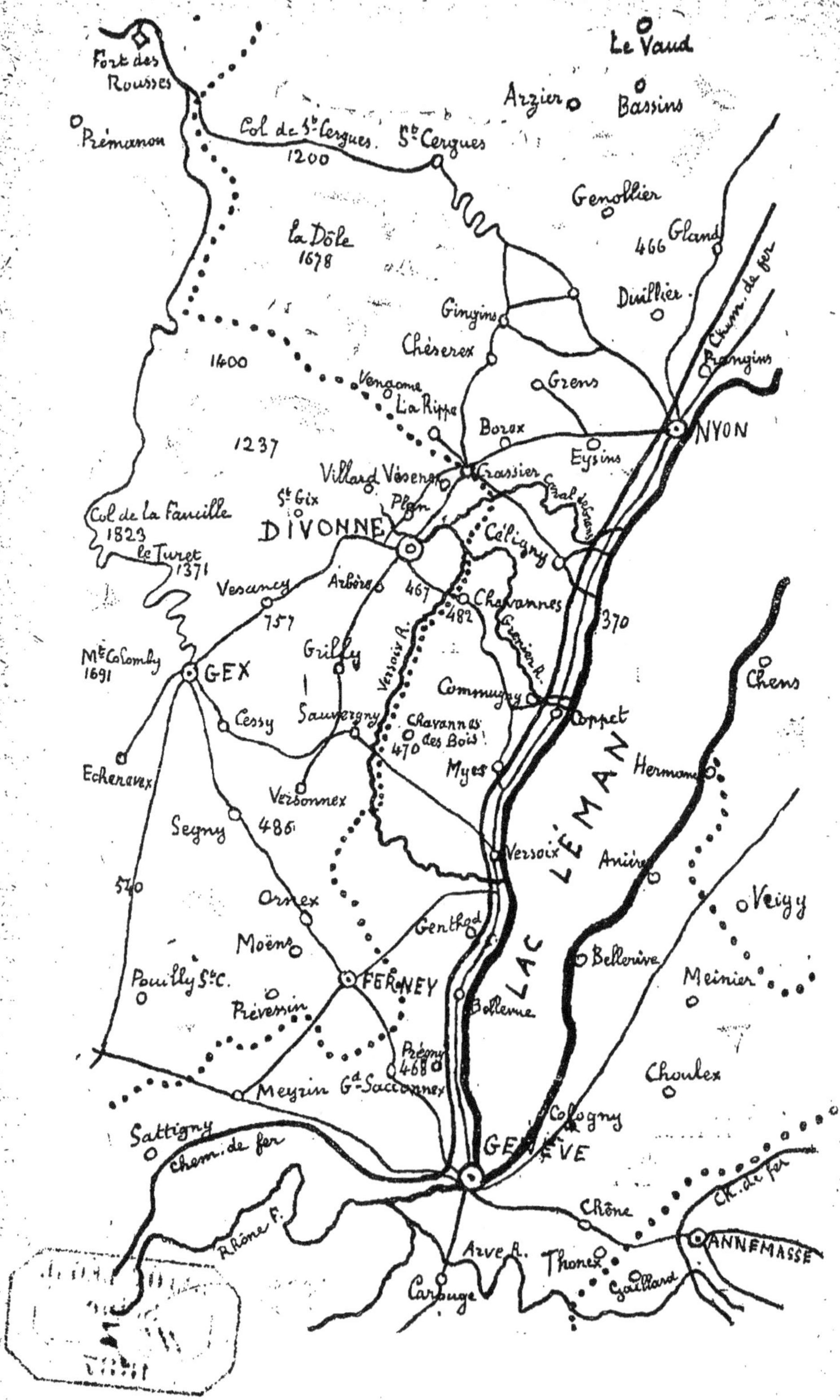

Fort des Rousses
Le Vaud
Arzier
Bassins
Prémanon
Col de St Cergues 1200
St Cergues
Genollier
la Dôle 1678
466 Gland
Ginguins
Duillier
1400
Vengome
La Rippe
Chéserex
Grens
Prangins
1237
Borex
Eysins
NYON
Villard Vésenex
Grassier
Canal de Braon
St Gix
Plan
Col de la Faucille 1823
le Turet 1371
DIVONNE
Céligny
Vesancy
Arbère
467
Chavannes
757
482
Crenier R.
370
Mt Colomby 1691
GEX
Grilly
Versoix R.
Chens
Sauvergny
Communay
Coppet
Cessy
Chavannes des Bois
Echenevex
470
Myes
Hermone
Segny
485
Versonnex
Versoix
Anière
540
Ornex
Veigy
Genthod
Bellerive
Moëns
Meinier
Pouilly St C.
FERNEY
Prévessin
Bollevue
Choulex
Prégny 468
Meyzin
Gd Saccomex
Cologny
Sattigny
chem. de fer
GENÈVE
Chêne
Ck. de fer
R. Rhône F.
Arve R.
Thonex
ANNEMASSE
Carouge
Gaillard
LAC LÉMAN

L'HYDROTHÉRAPIE

A

DIVONNE-LES-BAINS

Situation topographique. — L'Etablissement hydrothérapique de Divonne est situé dans le département de l'Ain (France), sur le versant oriental de la chaîne du Jura (1).

Altitude. — L'altitude de la station est de 475 mètres au-dessus du niveau de la mer et de 100 mètres au-dessus du lac de Genève.

Température moyenne. — Du 15 mai au 1er octobre, la température moyenne oscille entre 18° et

(1) Départ de Paris (gare de Lyon) par Pontarlier, Lausanne et Nyon. Prendre son billet pour Nyon (Suisse occidentale). De Nyon à Divonne : trajet d'une 1/2 heure en voiture. Service de diligences, (messageries fédérales); bonnes voitures à volonté. (S'adresser dans la gare même à M. Dégallier).

De Paris (gare de Lyon) par Mâcon et Genève : trajet en 12 heures.

A la gare de Genève on trouve des voitures à l'arrivée de tous les trains. (S'adresser dans la gare même à M. Forestier).

Communications directes avec Marseille par le chemin de Lyon à Genève, et avec la Suisse, l'Allemagne et l'Est de la France, par le chemin de fer de la Suisse Occidentale.

Bureau de poste et bureau télégraphique à Divonne.

24° centigrades. Sous ce rapport, la fin du printemps et le commencement de l'automne sont les saisons les plus favorables pour faire une bonne cure hydrothérapique, car elles permettent aux malades de se livrer à des promenades beaucoup moins fatigantes, et sont, par suite, beaucoup plus aptes à faciliter et à maintenir la réaction normale, physiologique (1).

Etablissement hydrothérapique. — La Divonne ou la Versoix alimente les salles de l'Établissement, fondé en 1848 par le docteur Vidart père, et remis entièrement à neuf depuis deux ans. Cet établissement, divisé en deux parties semblables, l'une réservée aux dames, l'autre aux hommes, contient maintenant tous les appareils inventés pour un traitement complet par l'eau froide, et possède en même temps une installation qui permet de combiner l'emploi du froid et de la chaleur sous toutes ses formes, suivant les besoins et l'impressionnabilité de chaque malade.

Sources de la Divonne. — Quatre sources sortent de terre, dans le parc même de l'Etablissement, et débitent en moyenne 70.000 litres d'eau à la minute.

Ces sources sont :

La source Vidart, qui alimente la salle des douches (2). — La source Barbelaine, spécialement captée

---

. (1) Consulter, à ce sujet, un opuscule du Dr Roth (de Londres) qui recommande tout particulièrement les eaux de Divonne pendant le printemps et l'automne (*Divonne-les-Bains nella primavera et nell autunno*, traduit de l'anglais, 1880).

(2) Une roue hydraulique fait monter l'eau de cette source dans un vaste réservoir situé à une hauteur de 15 mètres.

pour les deux grandes piscines à eau courante. — La source Emma, qui sert à la boisson. — La source Ausone, qui fournit à la fontaine de Divonne.

Température des sources. — Quelle que soit la température de l'air, que celle-ci soit à 10 degrés au-dessous ou à 20 degrés au-dessus de zéro, la température de l'eau des sources de Divonne est toujours à 6°, 5 centigrades. Leur limpidité est parfaite; seulement, avant et après les orages, elles deviennent un peu louches, phénomène qui se dissipe très rapidement. L'eau bouillonne au fond des bassins, que recouvre une couche épaisse de sable qu'elle soulève par places, comme si elle était bouillante; des bulles d'air viennent sans cesse s'épanouir à la surface.

Analyse de l'eau. — L'eau est insipide et très agréable à boire. Exposée à l'air pendant un certain temps, elle laisse déposer quelques flocons de glairine. L'analyse, pratiquée par M. Pyrame Morin (de Genève), a donné les résultats suivants :

Pour 1000 grammes d'eau :

1° *Gaz dissous.*

Acide carbonique	Traces
Oxygène, 1 cent. cube	0 gr. 001432
Azote, 5 cent. cubes	0 gr. 006339

2° *Acides.*

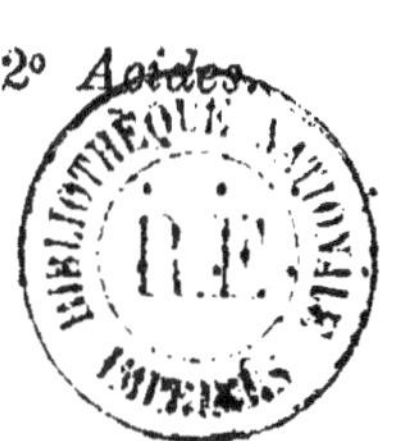

Acide sulfurique	0 gr. 006090
Acide phosphorique	traces sensibles

Acide azotique.	traces
Acide carbonique.	0 gr. 151920
Acide silicique (silice)	0 gr. 001965
Chlore	0 gr. 000732

3° Bases.

Potasse	0 gr. 000425
Soude.	0 gr. 000366
Chaux.	0 gr. 092680
Magnésie	0 gr. 006870
Alumine . . . . ⎫	
Oxyde de fer (traces) . . . . ⎬	0 gr. 008395
Oxyde de magnésie (traces) . . . . . ⎭	

4° Substances organiques.

Glairine	0 gr. 001360
Acide crénique.	traces
Acide apocrénique	0 gr. 019340
Total approximatif. . . .	0 gr. 297614

Procédés hydrothérapiques employés à Divonne. — Tous les procédés classiques de l'hydrothérapie sont employés à Divonne. Nous citerons le maillot sec ou humide, les étuves sèches, les bains et les douches de vapeur, la douche monstre Priessnitz, les douches froides, tempérées ou chaudes, à forte pression ou à pression graduée, les douches locales (vaginales, périnéales, ascendantes, etc...), les bains de siège à eau courante, les bains partiels à température inégale, les piscines froides, les piscines tempérées, etc...

Effets de l'eau très froide sur l'économie. — Mais ce qui nous permet d'obtenir des effets thérapeutiques très puissants, c'est la température extrêmement basse dont nos sources sont favorisées. Chaque fois que la douche froide est indiquée, on comprend que la réfrigération et, par suite, la réaction de l'économie en vue de réparer la soustraction de calorique, seront d'autant plus prononcées que la température de l'eau sera plus basse. Des expériences comparatives que nous avons entreprises sur les douches très courtes (2 à 3 secondes) à 13 degrés et à 8 degrés (1), nous ont montré que, à durée égale, les douches à 8 degrés abaissent davantage la température du corps, et, par conséquent, en mettant l'organisme dans la nécessité de fournir une plus grande calorification, elles déterminent une rénovation moléculaire plus intense de tous les tissus.

De plus, la douche très froide à 8 degrés offre cet avantage de pouvoir produire avec une durée extrêmement courte, 2 à 3 secondes par exemple, de puissants effets toniques et reconstituants, sans que l'on ait à craindre aucun phénomène d'excitation.

Emploi combiné de l'eau chaude et de l'eau froide. — Le degré très bas de l'eau de Divonne permet également d'obtenir, dans l'emploi combiné de l'eau froide et de l'eau chaude (douche écossaise, douche alternative), des contrastes de température très prononcés, qui aboutissent à des actions vaso-dilatatrices plus

(1) Voir mes *Etudes médicales sur l'Hydrothérapie*. Paris, 1886 ; O. Berthier, édit.

considérables, à un afflux des plus abondants du sang vers la peau, et, par conséquent, à des effets révulsifs beaucoup plus accentués, dont on tirera le plus grand profit toutes les fois qu'il s'agira de produire une dérivation énergique du côté de l'enveloppe cutanée (1).

Piscine froide. — Enfin, l'eau très froide en immersion (7 degrés dans nos deux grandes piscines à eau courante) constitue un moyen thérapeutique d'une grande puissance, par les effets toniques et sédatifs qu'elle détermine. Un grand nombre de névroses ont dû leur guérison à ce procédé, et chaque fois que des hystériques ont pu supporter cette basse température en immersion, soit d'emblée, soit à la suite d'une préparation progressive dans une piscine tempérée, l'amélioration ou la guérison n'était pas longtemps à se faire attendre.

Bains partiels alternatifs. — Un procédé que le contraste très accentué des températures très froides et chaudes permet d'appliquer à Divonne dans toute sa rigueur est celui des *bains partiels*, qui donne d'excellents résultats dans le traitement de certaines paralysies et de certaines asthénies musculaires.

L'opération se fait soit primitivement, soit à la sortie du maillot humide. Elle consiste à masser et à frictionner énergiquement le malade dans une baignoire à eau chaude ; puis on le fait passer rapidement dans une baignoire à eau très froide (7 degrés), où il

---

(1) Voir mes *Etudes médicales*, 2º partie : De la douche écossaise.

ne fait que plonger pour retourner aussitôt dans la première, où le massage recommence pendant une minute encore. Ce double bain alternatif, qui se répète ainsi trois ou quatre fois de suite, et qui se termine toujours par l'eau froide, est un des procédés les plus excitants que l'on connaisse ; il se produit, surtout au moment du passage de l'eau froide dans l'eau chaude, un effet singulier tout à fait analogue aux secousses qui résultent quelquefois de l'emploi de la strychnine.

Principales affections traitées par l'hydrothérapie. — Nous n'insisterons pas davantage. Nous avons voulu simplement montrer que la basse température de nos sources pouvait fournir au médecin hydropathe de puissantes ressources thérapeutiques, que l'on utilisera dans un grand nombre de maladies. Nous ne citerons que les principales : Hystérie, épilepsie, goitre exophtalmique, chorée, neurasthénie, hypochondrie, lypémanie, névralgies diverses, affections chroniques de la moelle épinière (ataxie locomotrice, sclérose en plaques, myélite diffuse, etc.) ; chlorose, anémie, lymphatisme, convalescence de fièvres graves, cachexie paludéenne, cachexie syphilitique, fièvre intermittente ; pertes séminales, prostatorrhée ; gastrite chronique, dyspepsie ; arthrite chronique, rhumatisme articulaire et musculaire chronique, lumbago. Nous citerons également les métrites chroniques, les déviations utérines, la dysménorrhée, l'aménorrhée, la stérilité : dans ces affections, en dehors des applications générales de l'hydrothérapie qui modifient puissamment la constitution du sujet, nous pouvons agir directement sur l'état local, à l'aide d'une installation spéciale de douches vaginales qui permet d'obtenir des jets à pression et à température voulues.

Contre-indications. — Relativement aux principales contre-indications du traitement par l'eau froide, nous relaterons : l'athérome artériel et les affections organiqnes du cœur ; les maladies organiques du cerveau et de la moelle, lorsque celles-ci sont sous le coup d'une poussée inflammatoire aiguë ; les lésions congestives ou inflammatoires du poumon, accompagnées de fièvre ; certaines maladies de la peau.

Electrothérapie. — Comme complément de l'hydrothérapie, nous signalerons l'emploi de l'électricité sous toutes ses formes (électricité statique, courants continus, courants interrompus), dont nous faisons fréquemment usage à Divonne.

Gymnastique. — Nous possédons aussi une installation complète d'appareils de gymnastique qui, avec le concours d'un professeur intelligent, constitue pour nous une puissante ressource thérapeutique, en particulier dans le traitement de certaines maladies des enfants.

Renseignements généraux. — Nous terminerons cette courte notice médicale sur l'*Hydrothérapie à Divonne* par quelques renseignements généraux qui, pensons-nous, pourront être de quelque profit pour les malades.

A côté de l'Etablissement s'étend un très beau parc où les malades peuvent se promener et faire leur réaction.

Lorsqu'il pleut, ceux-ci trouvent des galeries et des promenoirs couverts qui leur permettent de se mettre à l'abri, tout en pratiquant une marche modérée : nous en dirons autant de la salle de gymnastique parfaitement aménagée, dans laquelle ils peuvent se livrer à des exercices appropriés.

Parmi les courtes et intéressantes promenades que l'on peut faire aux environs de Divonne, nous signalerons la base orientale du *mont Mussy* qui n'est pas à plus de dix minutes, *Arbère*, *Grilly* (à 20 et à 30 minutes), *Chavannes*, village suisse, *Crassier*, autre village, séparé de la France par un ruisseau, le Boiron ; citons encore les villages de *Plan*, *Vésenex*, *Villars*.

Les personnes valides, qu'une plus longue course n'effraie pas, peuvent se diriger vers *Saint-Gix*, *Vendôme* et *la Rippe*, *Vesancy*, vers le sommet du *mont Mussy*.

De tous ces points on découvre des sites merveilleux et des panoramas que modifient à chaque instant le voisinage des Alpes, du Jura et du lac Léman.

A quelques kilomètres seulement de Divonne, se trouve la ville de *Gex*, qui remonte à la conquête des Gaules ; le château de *Ferney*, qu'habitait Voltaire ; *Coppet* , situé sur le lac de Genève (à 7 kilomètres de

Divonne), et célèbre par le château de Mme de Staël ; la ville suisse de *Nyon ;* le village de *Céligny,* etc.....

Enfin, en dehors de ces courtes excursions, nous recommandons aux amateurs d'expéditions lointaines de visiter le *Col de la Faucille* (1823 mètres au-dessus du niveau de la mer) ; la *Fontaine de Napoléon ; le Pailly ;* les ascensions de la *Dôle* (1678 mètres), du *Colombier,* du *Riant-Mont* et de *Saint-Cergues* (1).

Il est un point que nous ne pouvons passer sous silence, car il contribue puissamment au succès des cures que l'on obtient à Divonne. Nous voulons parler, en dehors de l'air pur et tonique que l'on y respire, du genre de vie tout spécial que l'on mène dans cette station. La majorité des malades sont logés et nourris à l'Établissement ; or, sa situation éloignée de beaucoup de grandes villes oblige ceux-ci de suivre un traitement sérieux, dégagé de toute secousse et de toute fatigue. Les distractions calmes et faciles que l'on y trouve, parmi lesquelles nous citerons la musique, le théâtre de société, une bibliothèque admirablement fournie, les promenades au grand air, suffisent pour donner à l'esprit un repos favorable, complément indispensable de la cure hydrothérapique.

---

(1) Sur le choix des promenades et des excursions à faire dans les environs de Divonne, on pourra consulter avantageusement le *Manuel d'Hydrothérapie à l'usage des baigneurs de Divonne* du Dr Vidart père.

Paris.—Typ. A. PARENT, imp. de la Fac. de méd., A. DAVY successeur, 52, rue Madame et rue Corneille 3.

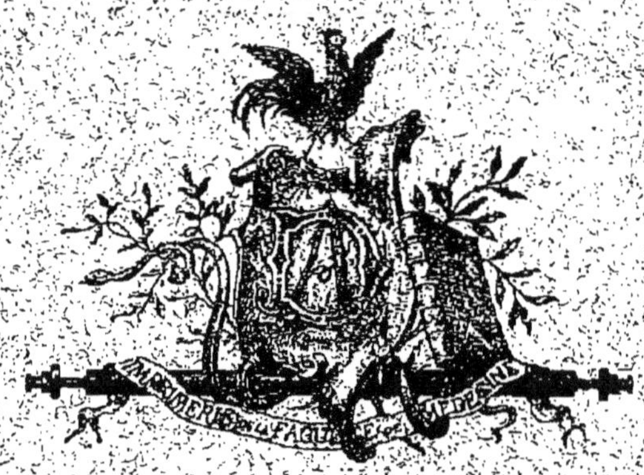

www.ingramcontent.com/pod-product-compliance
Lightning Source LLC
LaVergne TN
LVHW011034050726
842519LV00004B/1362